HYGIÈNE ET MALADIES

DES

CHEVEUX

PAR

H. CROSILHES,

DOCTEUR EN MÉDECINE DE LA FACULTÉ DE PARIS, PROFESSEUR D'ANATOMIE,
MEMBRE DE PLUSIEURS SOCIÉTÉS SAVANTES.

Orné d'une gravure sur acier coloriée avec soin.

PRIX : 50 CENTIMES.

PARIS,
CHEZ MOQUET, LIBRAIRE-ÉDITEUR,
COUR DE ROHAN, 3, PASSAGE DU COMMERCE,
ET CHEZ L'AUTEUR, RUE SAINT-NICOLAS D'ANTIN, 9.

—

1847

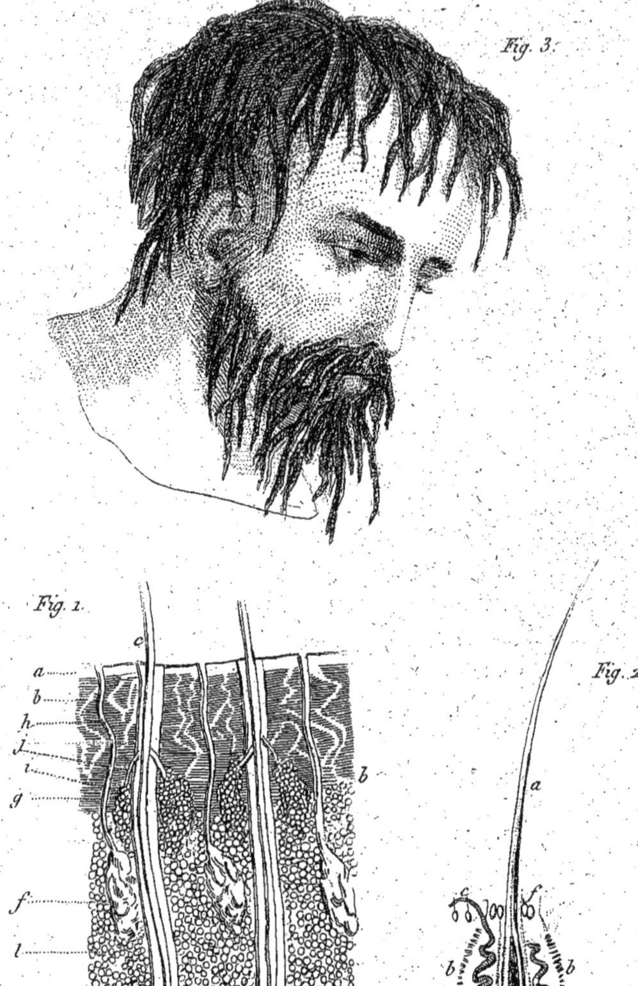

E. Mathieu del. et sc.

1 Peau de la tête 2 Poil 3 Plique

HYGIÈNE ET MALADIES

DES

CHEVEUX

PAR

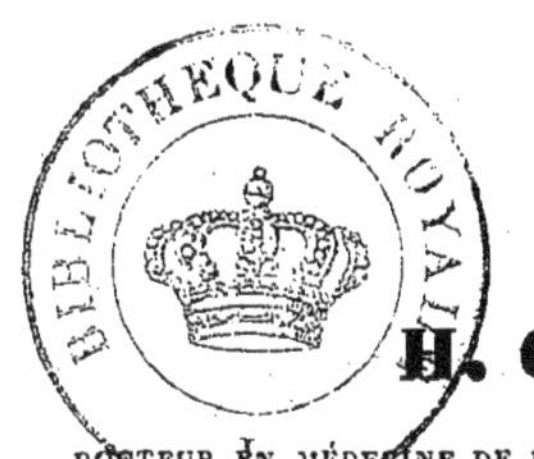

H. CROSILHES,

DOCTEUR EN MÉDECINE DE LA FACULTÉ DE PARIS, PROFESSEUR D'ANATOMIE,
MEMBRE DE PLUSIEURS SOCIÉTÉS SAVANTES.

Orné d'une gravure sur acier coloriée avec soin.

PARIS,

CHEZ MOQUET, LIBRAIRE-ÉDITEUR,

COUR DE ROHAN, 3, PASSAGE DU COMMERCE,

ET CHEZ L'AUTEUR, RUE SAINT-NICOLAS D'ANTIN, 9.

1847

MALADIES DES CHEVEUX.

DESCRIPTION DU CHEVEU.

La connaissance du développement des cheveux et des poils est indispensable si on veut se faire une juste idée de leur structure. Immédiatement au-dessous du derme (1) se trouve, pour chaque poil, un petit renflement qui a reçu le nom de *bulbe* ou *follicule pileux*. Ce bulbe se compose d'une espèce de poche en forme de cul-de-sac terminé par un goulot étroit qui se dirige au travers de la peau vers l'extérieur et donne passage au cheveu dont il est séparé par un liquide rougeâtre. Du fond de cette poche naît une *papille* molle, rougeâtre ; elle sécrète un liquide qui, en se concrétant, donne naissance à une espèce de petit cornet moulé exactement sur elle; bientôt un nouveau cornet succède à celui-ci et en dedans de lui, puis un troisième, et, par un mécanisme analogue à celui de la formation des couches épidermiques, il se produit une série de cornets emboîtés l'un dans l'autre à la manière des oublies. Leur intérieur est rempli par une espèce de moelle diversement colorée selon les individus : noire chez les uns, plus ou moins blonde et même rouge chez les autres. Les cheveux blancs doivent leur défaut de couleur à l'absence de cette moelle intérieure. Le nom générique de *poils* comprend les productions de même nature, quoique différant par la longueur, la grosseur et la quantité, qui sont répandues sur toute la surface du corps, sauf à la paume des mains et à la plante des pieds. Quelle que soit donc la dénomination qu'on leur ait imposée selon les diverses régions du corps qu'ils occupent : *cheveux* au crâne, *barbe* au menton et aux

---

(1) Les lecteurs qui désireraient avoir des connaissances sur la structure de la peau, pourront consulter l'*Hygiène de la peau* et *Traité complet de toutes les maladies de cet organe*, par le docteur H. Crosilhes. 1 vol. in-8° accompagné de 16 planches gravées sur acier et coloriées avec soin. Prix : 5 francs. Chez Moquet, cour de Rohan, 3, et chez l'Auteur, rue St-Nicolas d'Antin, 9.

joues, etc. ; *duvet*, lorsqu'ils sont courts et déliés, leur mode de formation est partout le même. Ainsi que l'épiderme, les poils sont un produit de sécrétion et n'ont aucun des caractères de l'être vivant ; ils n'existent dans leur état parfait qu'autant que le bulbe réunit toutes les conditions nécessaires à la santé. Dès que l'une de ces conditions manque, les souffrances des bulbes entraînent l'altération des poils, et l'on rapporte vulgairement à ceux-ci un état de maladie dont ils ne sont que l'expression. Ainsi, sous l'action de causes diverses, tantôt les poils blanchissent, c'est ce que l'on appelle la *canitie* ; tantôt ils deviennent secs, cassants, tombent sous la plus légère traction, pour repousser bientôt : cet état a reçu le nom d'*alopécie* ; tantôt, enfin, ils tombent pour ne plus repousser, c'est la *calvitie*. Nous décrirons successivement ces affections ; mais nous devons auparavant signaler une altération de nature particulière, qui se manifeste par des symptômes extrêmement curieux, c'est celle qui est connue sous le nom de *trichoma* ou *plique polonaise*, parce qu'on l'observe plus fréquemment que partout ailleurs dans les provinces de la Pologne.

EXPLICATION DE LA PLANCHE.

Fig. 1. Portion de peau de la tête, d'après un auteur allemand, Gurlt : *a* épiderme, *bb* derme, *c* tige du cheveu, *d* bulbe, *e* follicule pileux, *f* glande sudorifère avec *gh* son canal, *i* glande sébacée, *j* son conduit, ouvert dans le follicule du cheveu, *ll* tissu adipeux.

Fig. 2. Poil de l'abajoue du bœuf (il est vu coupé verticalement) : *a* tige du poil fendue, *bb* follicule, *c* vaisseau pénétrant dans le follicule pour se rendre à la base du poil, *d* cavité du poil, *c* filets nerveux formant la racine du follicule, *f* follicules sébacés qui garnissent l'entrée du bulbe.

Fig. 3. Plique en spirales.

TRICHOMA.

(Plique, plique polonaise, plie.)

On emploie indistinctement ces dénominations pour désigner un état particulier des cheveux ou des poils qui deviennent très sensibles vers leur racine, et, après s'être imprégnés d'une humeur épaisse et

fétide, se collent entre eux, se mêlent en tous sens, de manière à former une espèce de feutrage impossible à démêler.

L'individu qui est atteint par la plique éprouve, au début, une sorte
de contraction vers le sommet de la tête, un liquide gluant suinte de
la peau recouverte par les cheveux, les pénètre et répand une odeur
forte, repoussante. Les cheveux ne tardent pas à se coller, à s'entre-
mêler, et ce feutrage inextricable affecte quelquefois les formes les
plus bizarres. Tantôt ils se réunissent en une seule queue dont la longueur peut devenir extraordinaire; car un auteur polonais, exagérant
sans doute, prétend en avoir vu de 22 aunes; tantôt en une seule
masse compacte représentant dans certains cas un bonnet, une mi-
tre, etc. ; dans d'autres cas acquérant un poids considérable (de 5 à
20 kilogrammes) et s'étendant de manière à recouvrir le corps comme
d'un manteau; tantôt enfin, dit Alibert, « les cheveux se séparent en
faisceaux, se roulent en cordes, en spirales, de telle sorte que la tête
paraît environnée d'un amas de couleuvres effrayantes qui rappellent
l'existence fabuleuse des Gorgones (figure 3). » Les causes de ces
configurations qui paraissent étonnantes au premier abord, ont été
expliquées d'une manière satisfaisante par un auteur qui a étudié la
maladie dans les contrées où elle règne : « Des cheveux clairs, dit
M. Gasc, tombant sur le front, sur les tempes et sur la nuque, se
mêleront en forme de mèches et de cordons séparés, parce que déjà
ces cheveux avaient cette disposition, et que les individus à qui la
plique survient, ne se servant jamais de peigne, dessinent avec les
doigts, en se grattant, les formes dont nous parlons. Les cheveux se
mêlent ou se feutrent d'une autre manière; je veux parler de ces pli-
ques en masse, auxquelles on a donné si improprement le nom de
mâles, par opposition aux premières, désignées sous le nom de *fe-
melles.* La plique appelée mâle survient beaucoup plus communément
chez les femmes et chez les individus dont la chevelure est extrêmement épaisse et disposée sous une coiffe pesante, de manière à se réunir en un seul bloc. La chevelure dans cet état acquiert quelquefois
une longueur démesurée. Cela dépend de différentes causes : 1° parce
que les personnes pliquées conservent longtemps leur chevelure, et
qu'alors les nouveaux cheveux qui poussent vont se réunir et se con-
fondre avec ceux qui sont pliqués et augmentent par là la masse et la
longueur des mèches ; 2° parce que le changement qui survient dans
le système pileux, à l'occasion de la plique, porte quelquefois dans les

cheveux un surcroît de nutrition qui favorise leur rapide allongement. »

Tantôt ces masses conservent l'humidité et la mollesse qu'elles avaient au début, tantôt, au contraire, elles se dessèchent et se durcissent. Dans le premier cas, l'humeur gluante dont nous avons parlé s'accumule sous les touffes de cheveux pliqués; elle acquiert une odeur nauséabonde, et souvent une quantité innombrable de poux, ou la teigne, ou diverses affections dartreuses viennent surcharger ce dégoûtant tableau.

La plique n'attaque pas seulement les cheveux, elle peut étendre son action aux poils qui recouvrent les diverses régions du corps, ainsi ceux de la barbe, des favoris, des aisselles, du pubis peuvent être pliqués. On lit dans un ouvrage nouvellement publié qu'une jeune fille polonaise portait sur le pubis une masse pliqueuse tellement longue qu'elle pouvait entourer son corps en guise de ceinture.

Cette affection, qui paraît avoir existé autrefois en Hollande, dans l'Alsace, en Suisse et en Allemagne, est encore aujourd'hui fréquente en Pologne. Cependant sa nature est assez peu connue pour que les uns l'attribuent à un simple accident, pour que les autres la regardent comme une maladie particulière. Quoi qu'il en soit, on voit survenir quelquefois des accidents généraux : le malade maigrit, ses jambes deviennent enflées, et la fièvre d'épuisement avec tout son cortége l'amène lentement vers une funeste issue; mais le plus souvent la plique existe sans que la santé soit nullement affectée.

Pour les personnes qui la regardent comme une maladie essentielle, la plique est due à une infection, à un virus particulier qui peut être transmis par contagion, et même héréditairement. Cette opinion est enracinée chez certains peuples, qui considèrent même la plique comme une crise salutaire pour la santé, et ne reculent devant aucune pratique dégoûtante dans le but de favoriser sa formation. Pour ceux qui la regardent comme un accident, elle est due surtout à la malpropreté et à l'usage des peuples du Nord de se couvrir la tête avec des bonnets chargés de fourrure.

Traitement. — Persuadé, nous aussi, que la plique est due à un oubli complet des soins hygiéniques, nous formulerons en peu de mots le traitement qu'on doit lui opposer. Dès qu'on s'apercevra de la disposition vicieuse des cheveux, on devra se hâter de les couper le plus ras possible ; tous les jours on lavera la tête avec un grand soin, et lorsque les cheveux repousseront, il faudra les tenir parfaitement démêlés au moyen du peigne et de la brosse. Si on a négligé ces prescriptions, que la chevelure soit feutrée et la tête recouverte de l'humeur fétide dont nous avons parlé, on devra se garder d'abattre d'un seul coup les masses pliqueuses, la suppression brusque de cet écoulement d'humeur pouvant amener de graves dangers. Il faudra donc y arriver à plusieurs reprises, et simultanément employer un traitement interne, quelques purgatifs et des boissons dépuratives; nous conseillerions même l'application d'un vésicatoire au bras, ou mieux, à la nuque.

CANITIE.

Cette dénomination, nous l'avons déjà dit, a été employée pour désigner la décoloration des cheveux. Quelquefois congénitale, puisque des enfants sont venus au monde avec des cheveux blancs, la canitie survient naturellement pendant la vieillesse et accidentellement sous l'impression de causes diverses que nous allons énumérer.

Nous ne serons pas étonnés quand nous verrons survenir la canitie après quelque maladie grave : la violente perturbation des fonctions qui a lieu dans ce cas étend son influence sur le bulbe des cheveux et les prive en partie de leur activité. Les exemples ne sont pas rares : on cite comme remarquable celui d'un jeune italien de vingt ans, poitrinaire, qui était soigné à l'hôpital de Milan. Ses cheveux d'un noir profond étaient devenus parfaitement blancs, au point qu'on venait le voir de tous côtés pour constater ce changement extraordinaire. Par la même raison on comprendra que des lésions locales, comme des blessures, des coups, des chutes, etc., puissent produire des canities partielles. On a vu survenir cette affection chez les personnes sujettes à de violentes migraines, et nous ne pouvons nous empêcher de rapporter le fait suivant dû à M. Villermé : « Une demoiselle âgée de treize ans, qui n'avait jamais éprouvé que des douleurs de tête passagères, s'aperçut, durant l'hiver de 1817 à 1818, que plusieurs endroits de sa tête se dépouillaient entièrement de leurs cheveux, et six mois après elle n'en avait pas un seul. Ce ne fut que dans les premiers jours de janvier 1819 que sa tête se couvrit d'une sorte de laine noire dans les endroits les premiers dénudés et de poils bruns dans le reste du crâne. La laine et les poils bruns devinrent blancs ; puis il en tomba une partie après qu'ils furent parvenus à la longueur de trois ou quatre pouces, et les autres changèrent de couleur plus ou moins près de leur pointe, et devinrent châtains dans le reste de leur longueur vers la racine. C'était une chose assez singulière que ces cheveux mi-partie blancs, mi-partie châtains. »

Les affections morales sont une cause des plus fréquentes de la canitie, et dans certains cas elles agissent subitement. J'ai connu un ami de mon père dont les cheveux avaient blanchi presque instantanément après qu'il eut entendu sa condamnation à mort par le tribunal révolutionnaire, condamnation restée sans effet par suite des journées de thermidor qui brisèrent la puissance de Robespierre. Je me rappelle aussi avoir lu l'histoire d'un individu dont les regrets furent tellement vifs après la mort de sa femme que, peu de jours après, ses cheveux étaient devenus complétement blancs. Les travaux assidus de l'esprit, les méditations profondes prédisposent à cette affection. C'est ce que l'on a voulu sans doute exprimer dans ce dicton proverbial qui n'est pas toujours juste : « Tête de fou ne blanchit jamais. »

La vie de l'homme peut être divisée en deux périodes bien distinctes : l'une pendant laquelle toutes ses fonctions ont évidemment pour but le développement de sa force et de sa puissance, c'est la *période d'accroissement* ; l'autre dont le début se manifeste par un point d'arrêt et qui commence insensiblement sa marche rétrograde pour ne s'arrêter qu'après l'épuisement des forces vitales, c'est la *période de décroissement*. A mesure donc que l'homme avance en âge, ses forces vitales diminuent, ses organes perdent la puissance d'activité qui caractérise la jeunesse, et cette décadence se manifeste par plusieurs phénomènes au nombre desquels on remarque la décoloration des cheveux et des poils. Nous avons vu, en effet, que leur couleur était due à une espèce d'huile épaisse garnissant leur intérieur ; ne soyons donc pas surpris que, participant à l'état général indiqué plus haut, les cheveux perdent la matière colorante et deviennent complétement blancs. Vers l'âge de quarante à cinquante ans, mais quelquefois bien avant, l'homme voit la nuance de ses cheveux commencer à prendre une teinte grise. Ceux qui recouvrent les tempes, les premiers, grisonnent à leur extrémité, et cette teinte se propage insensiblement dans toute la longueur du cheveu, puis elle apparaît sur les autres parties de la tête. Enfin, au bout d'un temps plus ou moins long, la teinte grise s'éclaircit et devient d'un blanc éclatant ou terne selon les individus. Des cheveux d'un blanc de neige annoncent ordinairement une constitution forte, une santé robuste ; la tête ainsi couverte est le type du beau vieillard.

Bien que la canitie survienne le plus souvent par suite des progrès de l'âge, ou par l'une des causes signalées plus haut, nous devons dire qu'elle peut se déclarer en dehors de ces conditions. En effet, « des enfants naissent quelquefois avec tous les cheveux blancs ; tel est le cas des albinos. D'autres fois il n'y a qu'une partie des cheveux qui offre une pareille couleur. M. Cullerier parle d'un de ses camarades de collége dont les cheveux d'une moitié de la tête étaient tout à fait blancs, les autres étant d'une couleur différente. Je connais un jeune homme habitant dans le passage du Grand-Cerf, qui se trouve absolument dans le même cas. Chez d'autres on observe des touffes blanches seulement sur le sommet de la tête (Boucheron). » On ne peut, dans ce cas, attribuer cette décoloration partielle qu'à l'altération circonscrite des bulbes qui sécrètent les cheveux. Les poils dont les diverses parties du corps sont recouvertes participent à cet état dans la vieillesse, mais il est rare qu'ils soient intéressés dans la canitie accidentelle. On a bien, à la vérité, rapporté l'histoire de quelques vieillards chez lesquels la blancheur de ces poils était signalée, tandis que les cheveux avaient conservé leur couleur naturelle, mais ces faits doivent être considérés comme de rares exceptions. On voit, au contraire, fréquemment des individus porter des chevelures parfaitement blanches, tandis que la barbe et les favoris ont conservé leur couleur. Nous pourrions citer comme exemple de ce cas un des premiers médecins de la capitale ; mais tout le monde a vu, sans doute, des militaires à cheveux blancs porter des moustaches d'un beau noir.

Les deux sexes sont également disposés à la canitie, et l'on a remarqué que les individus bruns étaient plus promptement attaqués que les blonds.

Traitement. — On comprendra sans peine, d'après ce que nous avons dit sur la canitie des vieillards, que l'art médical ne peut rien contre elle ; mais il n'en est pas de même de la canitie accidentelle ou de celle qui survient prématurément, quoique cependant, dans bien des cas, elles résistent à tous les moyens. Si on est en droit d'attribuer cet accident au peu de vitalité des bulbes chez un individu dont les fonctions générales sont en souffrance, il faudra commencer par donner des toniques à l'intérieur et suivre en même temps la prescription suivante : « Lorsque les cheveux blancs n'existent qu'en petit nombre, on peut les couper soigneusement à fleur de peau, à l'aide de ciseaux fins très-affilés. On aura soin de ne pas trop tirer la tige, afin de ne pas arracher ni ébranler le bulbe. En coupant souvent le même cheveu et en frictionnant fréquemment avec le bout du doigt l'endroit du derme qui lui donne naissance, au moyen de quelque corps gras approprié, comme l'axonge (graisse de porc) simple lavée dans de l'eau de rose, par exemple, on réussit souvent à arrêter les progrès du grisonnement, et même quelquefois à tonifier tellement le cuir chevelu, que la sécrétion bulbienne reprend sa couleur primitive. Rien n'est plus ordinaire que d'observer ce phénomène sur des chevaux qui ont des touffes blanches accidentelles sur le dos et qu'on traite de cette manière. » (Boucheron.) Il est évident que, par ce moyen employé judicieusement et avec persévérance, on peut parvenir à rendre à des cheveux blancs leur couleur primitive. Nous avons été témoin de plusieurs cas de ce genre.

Nous saisirons cette occasion pour combattre une funeste pratique généralement dirigée contre la canitie à son début. Sitôt qu'on aperçoit un cheveu blanc, on s'empresse de l'arracher : eh bien, on ne ferait pas mieux si on voulait complétement blanchir une tête qui commence à grisonner, car les bulbes sont implantés pêle-mêle dans la peau et il est impossible d'en arracher un sans ébranler ceux qui l'avoisinent. On l'a dit avant nous, et nous répétons cette vérité : le remède est pire que le mal. Les cheveux ébranlés ne tardent pas à perdre leur couleur : c'est ce que savent très-bien les maquignons lorsqu'ils arrachent à plusieurs reprises quelques poils de leurs chevaux, afin d'obtenir sur certaines parties du corps des taches blanches qui leur donnent plus de valeur. Élevons-nous aussi contre l'*épilation*, opération dangereuse à cause des substances qu'on emploie, inutile toujours, parce qu'elle n'atteint jamais le bulbe et ne remédie, par conséquent, à rien.

Nous avons formulé plus haut les conseils que nous donnerions en pareil cas, ajoutons seulement que lorsque la canitie est très étendue, on doit couper les cheveux aussi ras que possible, et répéter plusieurs fois cette manœuvre dès qu'ils ont commencé à repousser. Cette simple opération suffit quelquefois pour ranimer la vitalité des bulbes et amener un changement des plus favorables. Enfin, lorsque tous les moyens ont échoué pour rendre aux cheveux la couleur qu'ils ont perdue, il reste la ressource de les teindre. Le désir bien naturel de cacher cette infirmité a été largement exploité : une foule de pommades ou d'eaux merveilleuses ont vu le jour avec des titres plus ou moins pompeux ; mais la plupart n'ont pas tenu ce qu'elles avaient fait promettre par les mille bouches de la presse et ont souvent été plus nuisibles qu'utiles. Voici, d'après M. Orfila, deux moyens infaillibles pour rendre les cheveux d'un très beau noir : Le premier, extrêmement simple, consiste à dégraisser les cheveux avec un jaune d'œuf, puis à les mouiller pendant environ une heure avec une solution chaude de plombite de chaux, préparée en faisant bouillir pendant cinq quarts d'heure environ quatre parties de sulfate de plomb, cinq parties de chaux hydratée et trente parties d'eau ; on filtre la liqueur.

Le second consiste dans l'emploi d'un mélange parfaitement broyé de trois parties de litharge, de trois de craie et de deux et trois quarts de chaux vive hydratée *récemment éteinte*. On délaie ce mélange dans une quantité d'eau suffisante pour avoir une bouillie claire, et et on s'en frotte la tête jusqu'à ce que tous les cheveux en soient imprégnés, puis on recouvre le tout d'un papier brouillard bien mouillé : on applique sur ce papier un serre-tête en toile cirée, qui a pour but de conserver l'humidité, et on recouvre celui-ci d'un linge ou d'un foulard chauds. Lorsque trois ou quatre heures sont écoulées, et que les cheveux sont noirs, on se frotte la tête d'abord avec du vinaigre étendu d'eau, pour dissoudre la chaux et l'oxyde de plomb, qui sans cela resteraient attachés aux cheveux, puis avec un jaune d'œuf. Ce procédé n'offre aucun inconvénient, il est un de ceux que l'on emploie le plus fréquemment ; loin d'être nuisible, il paraît jouir de l'avantage de rendre la chevelure plus touffue.

ALOPÉCIE.

(Chute temporaire des cheveux.)

On désigne sous le nom d'*alopécie* la chute soit partielle, soit totale, des cheveux ou des poils. Les anciens médecins l'avaient ainsi appelée parce qu'ils comparaient cet état à celui du renard (en grec *alopex*), dont l'épilation a lieu à certaines époques. Cette comparaison, ainsi qu'on l'a fait observer souvent, n'est pas juste ; car le renard, de même que la plupart des mammifères et les oiseaux, éprouve naturellement cette épilation. On dit, à la vérité, que quelques personnes sont sujettes à une espèce de mue annuelle ; mais ce doivent être de rares exceptions, et l'alopécie, chez l'homme, doit être regardée comme une maladie.

L'alopécie peut être générale ou partielle ; elle survient à tous les âges, l'enfant l'apporte quelquefois en naissant, le vieillard en est toujours plus ou moins atteint, enfin on la rencontre souvent, dans les âges intermédiaires, produite par diverses causes que nous allons examiner.

Dans la convalescence de certaines maladies aiguës, la tête devient quelquefois le siége d'un érythème ou d'une dartre farineuse (pityriasis (1) ; elle se recouvre d'une quantité considérable de pellicules blanchâtres, et les cheveux tombent dans une plus ou moins grande étendue. Nous avons vu que cet accident arrivait aussi fréquemment à la suite de certaines maladies de la peau qui pouvaient siéger sur le cuir chevelu : ainsi la teigne, l'impetigo, l'eczéma, etc. Si on veut bien se rappeler ce que nous avons dit sur la formation du cheveu et sa position relativement à la peau, on comprendra facilement que sa chute est due, dans ce cas, à l'inflammation dont le bulbe est atteint. Selon l'intensité ou l'étendue de la maladie occasionnelle, l'alopécie sera partielle ou générale.

C'est ici que nous devons mentionner une maladie qui a été regardée comme une variété de la teigne par plusieurs auteurs. D'après le médecin anglais qui l'a désignée le premier sous le nom de *porrigo decalvans*, elle est caractérisée par des plaques plus ou moins rondes, dépourvues complétement de cheveux et autour desquelles la chevelure est aussi touffue qu'à l'ordinaire. La peau de la tête dans ces places est unie et d'une blancheur remarquable. On a rencontré cette maladie dans une grande réunion d'enfants où régnait la teigne ; mais dans bien des cas on l'a vue apparaître sans qu'on ait pu en soupçonner la cause. L'alopécie qui en résulte peut durer plusieurs

---

(1) Voir *Hygiène de la peau* et *Traité complet de toutes les maladies de cet organe*, p. 68.

semaines, et quand les cheveux commencent à repousser, ils sont plus clairs et moins forts ; chez les personnes même qui ont passé l'âge moyen, ils sont gris. Enfin, nous trouvons dans la *Gazette médicale* la relation suivante de M. le docteur Gillette : « Je viens d'avoir l'occasion d'observer cette affection du cuir chevelu dans un des colléges royaux de Paris où sont pris les soins les plus minutieux de propreté, et où, certes, une seule pustule de teigne ne pourrait se montrer sans que l'élève fût sur le champ séparé des autres. Il y a quatre mois un élève de douze à treize ans arriva de province. Dans le village où il vivait habituellement existait-il des teigneux? c'est ce que je n'ai pu savoir. Le lendemain de son arrivée, on reconnut qu'il portait sur un des côtés de la tête, au devant de l'oreille, une place dégarnie de cheveux ayant à peu près trois centimètres de diamètre. Le médecin de l'établissement l'examina, n'y vit rien de suspect et pensa qu'il pouvait impunément habiter avec les autres élèves. Au bout de quinze jours le voisin d'études de celui-ci eut également la tête dépouillée d'une largeur un peu moins grande sans qu'aucun signe précurseur eût pu avertir. Depuis ce temps, et dans la même étude, six autres élèves au moins ont été atteints et toujours brusquement, mais jamais dans une étendue plus grande que celle que je viens d'indiquer. Chez tous il ne s'est montré qu'une seule place qui s'est peu élargie. J'ai examiné avec soin plusieurs fois les places mêmes quand elles commençaient à se former, et je n'ai rien remarqué que la blancheur indiquée par M. Bateman (le médecin anglais). Chez le premier atteint il y avait quelques pustules éparses d'impetigo, chez le second un peu de desquamation furfuracée était mêlée aux cheveux environnants. » C'est une maladie obstinée qui ne cède que bien lentement.

Quelquefois l'alopécie tient à une faiblesse générale de l'individu : ainsi on voit des enfants naître sans un seul cheveu, rester dans cet état pendant plusieurs années et même, quoique beaucoup plus rarement, pendant toute la vie. Tout ce qui peut contribuer à l'épuisement des forces doit être rappelé ici : nous avons indiqué plus haut l'alopécie comme survenant à la suite de maladies aiguës, nous pouvons dire qu'on l'observe assez souvent durant certaines affections longues et débilitantes, par exemple chez les phthisiques (poitrinaires). Les fatigues excessives de l'esprit sont une des causes les plus fréquentes. J'en fis moi-même l'expérience lorsque, avant de commencer mes études médicales, je me préparais, par des travaux prolongés bien avant dans la nuit, à soutenir les épreuves difficiles de l'examen pour le baccalauréat ès-sciences. Le moindre contact du peigne suffisait pour m'enlever de grosses mèches de cheveux ; ils tombaient avec tant de facilité que mes vêtements en étaient couverts sans même que j'eusse touché à ma chevelure, et, pour me servir de l'expression juste d'un auteur, ils se détachaient comme les feuilles sèches des arbres, alors qu'un léger souffle les agite. Cet état cessa lorsque, après avoir subi mon épreuve avec succès, je modérai mes travaux. Enfin les excès dans les plaisirs de l'amour amènent souvent la maladie qui nous occupe. Il est une dernière cause que nous devons seulement mentionner ici, c'est l'infection syphilitique ; la description de cette variété se trouvera dans notre traité des maladies vénériennes.

Si l'on examine un cheveu détaché, on le trouve presque toujours dépourvu de son bulbe qui reste dans la peau, et cette circonstance explique pourquoi, dans l'alopécie, la tête se regarnit insensiblement. Les parties malades se recouvrent d'une espèce de duvet, de poils minces, qui peuvent bien atteindre une certaine longueur, mais qui restent, dans la plupart des cas, ternes, secs et cassants. Quelquefois ils diffèrent des précédents par la couleur et par la force ; il est rare même qu'ils puissent atteindre leurs dimensions premières avant une époque variant, depuis le jour de leur chute, entre deux mois et un an, quelquefois plus. Nous venons de dire que les cheveux repoussaient rarement avec leur perfection première, il y a cependant quelques exceptions : ainsi nous avons lu dans un ouvrage l'observation d'un homme qui, à la suite d'une diarrhée, perdit d'abord les cheveux, puis les sourcils, puis les poils de la barbe, et enfin ceux de tout le corps. Les cheveux revinrent plus beaux et plus épais, mais les poils de la barbe furent plus faibles qu'auparavant. Nous pourrions citer de même l'observation, signalée par un journal de médecine, d'un individu qui, après une violente inflammation de poitrine, vit repousser des cheveux aussi parfaits que ceux dont il était privé depuis deux ans par suite d'une alopécie générale.

Les diverses causes déjà signalées font varier le pronostic, qui, du reste, n'a rien de fâcheux en lui-même. Les hommes sont plus sujets à cette maladie que les femmes, et cependant l'état de grossesse amène souvent l'alopécie.

Traitement. — Le principe de la maladie étant connu, c'est contre lui qu'on doit diriger l'attaque, sous peine de voir avorter les meilleures médications : l'alopécie est-elle due à des travaux trop assidus de l'esprit, il faut cesser ces fatigantes occupations et distraire le malade autant que possible ; est-elle due à la faiblesse, à l'épuisement, on doit chercher à donner des forces en employant les divers toniques, en prescrivant un excellent régime. Le traitement local ne doit pas être négligé, et il est essentiellement différent suivant les circonstances. «Quand il existe, dit un auteur anglais, des signes d'un état inflammatoire des follicules pileux, ou un érythème de la peau au voisinage des parties menacées ou frappées d'alopécie, les applications de sangsues seront avantageuses, leur action sera heureusement secondée par l'administration de remèdes purgatifs. Si la maladie paraît placée sous la dépendance d'une irritation inflammatoire de la membrane muqueuse de l'estomac, on devra poser les sangsues vers le scrobicule du cœur et insister sur un régime doux. Dans le premier cas, le meilleur tonique à employer consiste dans une décoction de son ou de mauve. Si le tégument frappé d'alopécie semble jeté dans un grand état de débilité, on fera bien de l'exciter par des stimulants directs, tels que le liquide suivant : (huile de macis, 8 grammes ; alcool, 20 gram. Mêlez). Quand le tégument est couvert de pellicules semblables à du son, quand la peau est dure, brillante et coriace comme du parchemin, on a pour habitude de la nettoyer fréquemment avec quelque solution alcaline ou sulfureuse, par exemple la suivante : (acétate d'ammoniaque, 64 gram. ; sous-carbonate d'ammoniaque, 8 gram. ; alcool, 16 gram. ; eau de fontaine, 180 gram. : faites un mélange pour lotions). » Lorsque nous sommes convaincu que l'alopécie est due à une faiblesse des bulbes, nous prescrivons, indépendamment des toniques à l'intérieur, l'usage de la pommade de moelle de bœuf au quinquina. On fait fondre à une douce chaleur 300 grammes de moelle de bœuf auxquels on mêle 90 gram. d'huile d'amandes douces, puis on y incorpore peu à peu 20 grammes de quinquina en poudre, en ayant soin de remuer le liquide de manière à ce que le mélange s'opère parfaitement. L'usage des huiles dites *antiques* peut être fort utile pour adoucir la peau, entretenir la fraîcheur et la souplesse de la chevelure. On recommande ordinairement de raser la tête plusieurs fois : j'ai toujours eu de la répugnance pour ce moyen que je crois plus nuisible qu'utile dans bien des cas, surtout quand il est conseillé par des personnes peu expérimentées. Pour peu, en effet, que la peau soit disposée à l'inflammation, le rasoir, promené par dessus, l'irrite et influence les bulbes d'une manière fâcheuse ; il vaut certainement mieux, dans tous les cas, couper plusieurs fois les cheveux avec des ciseaux aussi ras que possible. Par ce moyen on ranimera d'une manière certaine la vitalité des bulbes, et on arrivera au but sans avoir couru le moindre danger.

Quant à l'alopécie produite par la maladie connue sous le nom de *porrigo decalvans,* le traitement est à peu près le même, selon l'auteur que nous avons déjà cité à ce sujet. « Si j'étais appelé pour un cas pareil, dit-il, je me contenterais de faire raser fréquemment la tête aux environs de cette place, et je ferais laver souvent la surface avec un liquide un peu stimulant, de l'eau de savon, ou bien avec de l'alcool aromatisé étendu d'eau. »

L'alopécie, suite des progrès de l'âge, doit être traitée par les toniques ; mais malheureusement elle récidive presque toujours, jusqu'à ce qu'enfin elle se termine par la calvitie.

CALVITIE.

(Chauveté, pelade.)

L'alopécie consiste, nous venons de le voir, dans la chute temporaire des cheveux ; lorsque la chute est permanente et que les pertes ne sont point réparées, on donne à cet état particulier le nom de *calvitie.* Du reste, nous partageons complétement l'opinion des auteurs qui regardent cette dernière affection comme un degré plus avancé de la première, et nous n'en avons fait un article distinct que dans le but d'être mieux compris par nos lecteurs. Il est évident, en effet, que l'alopécie souvent répétée conduit à la calvitie. Lorsque, au bout d'un certain temps, les cheveux ne repoussent pas, on peut dire que la vitalité des bulbes est complétement éteinte. Ce résultat peut être produit par deux causes diamétralement opposées, une inflammation ou une faiblesse prolongées. Par suite des progrès de l'âge, la calvitie survient naturellement : le célèbre Bichat a éclairé cette partie de la science de son immense érudition : « Vers la fin de la vie, le système pileux se ressent de l'oblitération générale qui arrive à presque tous les vaisseaux extérieurs : il cesse d'abord de recevoir la substance colorante...

Les poils, restés blancs plus ou moins longtemps, finissent enfin par tomber ; alors le sac qui en revêt l'origine s'affaisse et disparaît entièrement. J'ai examiné plusieurs têtes chauves : la peau du crâne était exactement lisse à sa surface interne, quoiqu'on l'eût séparée du tissu cellulaire. On n'y voyait aucune trace des innombrables appendices que forment les conduits après qu'on a retiré de dedans les poils qu'ils renferment. J'ai disséqué aussi un homme qui, à la suite d'une fièvre putride, était devenu entièrement chauve. Il présentait tous les petits conduits dans leur intégrité, et déjà même dans leur fond on voyait le rudiment de nouveaux cheveux. Il y a donc cette différence entre la calvitie des vieillards et celle qui suit les maladies, que tout meurt chez les premiers, parce que les vaisseaux qui vont à la racine cessent d'y transmettre des fluides, au lieu que dans le second cas le poil seul tombe, son sac reste. » Le raisonnement seul aurait suffi pour rendre compte de la différence qui existe entre l'alopécie et la calvitie ; mais les savantes recherches que nous venons de citer ont détruit tous les doutes.

La calvitie débute ordinairement par les parties supérieures de la tête, et peut se borner là pour un certain temps. Il n'est pas rare de voir des personnes ayant sur le sommet du crâne une large tonsure, tandis que les parties environnantes sont parfaitement intactes ; mais le plus souvent la calvitie se propage sur tout le devant de la tête, respectant, au moins pendant longtemps, les tempes, le voisinage des oreilles et la nuque.

Si nous recherchons les causes de la calvitie, nous retrouverons toutes celles qui ont donné lieu à l'alopécie. En première ligne ont été placées les vives affections morales, les travaux excessifs de l'intelligence, et tout le monde a pu se convaincre de ce fait d'observation, que la plupart des hommes illustres dans les sciences, des littérateurs célèbres ont éprouvé de bonne heure cet accident. La vérité de notre proposition serait bien mieux démontrée si le plus grand nombre de ces savants ne sacrifiait à la faiblesse humaine en cachant ces glorieux stigmates sous une chevelure d'emprunt. Nous avons dit que l'alopécie était due souvent à des excès de libertinage : quand vous rencontrerez des jeunes gens à tête chauve, ne demandez pas à ces vieillards de trente ans, comment ils se trouvent couverts prématurément des insignes de la vieillesse. Vous pourriez vous tromper dans quelques cas rares ; presque toujours vous devineriez juste.

Les femmes sont beaucoup moins exposées à la calvitie que les hommes.

Traitement. — Le court exposé que nous venons de faire a suffi sans doute pour convaincre nos lecteurs qu'on doit fonder peu d'espoir sur les divers moyens de traitement. Expliquons-nous cependant : si la calvitie est survenue à la suite d'une maladie grave, on peut compter sur le renouvellement plus ou moins prompt de la chevelure; nous en avons cité des exemples, ils sont même assez fréquents. Il ne s'agit, dans ces cas, que d'exciter les bulbes languissants, et on y parvient en humectant souvent les parties dénudées avec certaines préparations dont l'action, regardée comme miraculeuse par les personnes étrangères à la science, se présente avec toute sa simplicité après les explications qui précèdent.

Lorsque la science médicale n'avait pas atteint la perfection où elle est arrivée aujourd'hui, les médecins, vivement désireux de remédier aux inconvénients de cette infirmité, mirent tour à tour à contribution toutes les ressources de l'arsenal pharmaceutique. Presque tous les moyens échouèrent chez la plupart des malades, chez quelques autres on compta des succès, et les médecins qui avaient eu le bonheur de rencontrer des cas curables embouchèrent la trompette pour proclamer un remède infaillible; mais hélas! l'échec du lendemain amortit singulièrement les joies de la veille, et on recommença à nouveaux frais la recherche d'un spécifique. Il n'est pas encore trouvé; et d'après les connaissances anatomiques que l'on possède aujourd'hui, nous pouvons assurer qu'on ne le trouvera jamais. Quoi qu'il en soit, parmi le nombre des formules qui nous ont été transmises, on peut choisir celles des trois pommades suivantes comme les plus renommées : 1° (axonge (graisse de porc) 300 gram., suc de citron, 6 gram., teinture de cantharides, 2 gram.); 2° (suc de citron, 4 gram., extrait de quinquina, 8 gram., teinture de cantharides 4 gram., huile de cédrat 1 gram. 30 centigr., huile de bergamote 10 gouttes, moelle de bœuf 60 gram.). Avant d'employer cette pommade, on lave la tête avec de l'eau de savon. Le lendemain on fait une friction avec la pommade, et on continue chaque matin pendant un mois ou six semaines. 3° Autre pommade dite de Dupuytren : (moelle de bœuf 300 gram., acétate de plomb cristallisé 5 gram., baume noir du Pérou 10 gram., alcool à 21° 50 gram., teinture de cantharides 2 gram., teinture de girofle et de cannelle, de chaque

20 gouttes. Mêlez). On enduit tous les soirs les parties dénudées avec gros comme une noisette de cette pommade.

La calvitie proprement dite, et on sait maintenant ce que nous entendons par ce mot, celle des vieillards par exemple, résiste à tous les traitements. Cela ne peut pas être autrement, et l'homme qui s'obstinerait à couvrir de médicaments une tête *chauve* ressemblerait à un cultivateur consacrant tous ses soins et ses travaux à faire repousser un arbre dont les racines seraient mortes ou arrachées. Aussi nous ne craignons pas de le dire hautement : tous ceux qui se vantent de faire repousser les cheveux sur les têtes *chauves* au moyen de leurs eaux ou de leurs pommades sont des charlatans, et des charlatans d'autant plus effrontés que leurs annonces sont plus pompeuses.

Résumons en peu de mots ce qui a été dit dans les articles précédents sur l'hygiène de la chevelure. La première condition, c'est de l'entretenir dans une propreté parfaite : nous avons vu que l'inflammation du bulbe des cheveux, que la plique polonaise étaient dues dans un grand nombre de cas à la négligence et à la malpropreté de certains individus. On aura donc le soin de démêler et de lisser tous les jours les cheveux au moyen de la brosse et du peigne. Les onctions avec des huiles et des pommades fines pourront être fort utiles pour les maintenir dans un état de souplesse et de fraîcheur parfaites. Indépendamment de ces soins journaliers, la tête sera lavée de temps en temps, soit avec de l'eau pure, soit avec de l'eau dans laquelle on aura versé une petite quantité d'eau-de-vie, de rhum ou d'eau de Cologne, surtout chez les personnes d'une constitution molle et faible. Au reste, nous voyons avec satisfaction que, depuis quelque temps, on s'occupe assez généralement des soins réclamés par la chevelure, un des plus beaux ornements de l'homme, sans contredit. Les conseils que nous venons de donner peuvent s'appliquer parfaitement à l'hygiène de la barbe.

Paris. — Imprimerie d'Edouard BAUTRUCHE, rue de la Harpe, 90.